CONTRIBUTION A L'ÉTUDE

DE LA

PARALYSIE AGITANTE

MALADIE DE PARKINSON

ÉVOLUTION
FORMES CLINIQUES, PATHOGÉNIE

PAR

Louis LAMARCHE

DOCTEUR EN MÉDECINE

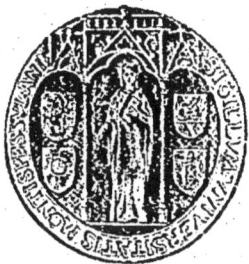

MONTPELLIER

IMPRIMERIE Gustave FIRMIN et MONTANE
Rue Ferdinand-Fabre et Quai du Verdanson

1899

DE LA

PARALYSIE AGITANTE
MALADIE DE PARKINSON

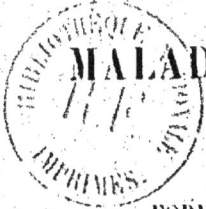

—

ÉVOLUTION
FORMES CLINIQUES, PATHOGÉNIE

PAR

Louis LAMARCHE

DOCTEUR EN MÉDECINE

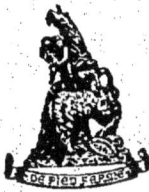

MONTPELLIER
IMPRIMERIE Gustave FIRMIN et MONTANE
Rue Ferdinand-Fabre et Quai du Verdanson
—
1899

A LA MÉMOIRE DE MON PÈRE

A MA MÈRE

A TOUS MES PARENTS ET AMIS

L. LAMARCHE.

AVANT-PROPOS

Il est bien porté de ne pas faire comme tout le monde, et plus d'un le recherche ; pour nous, nous n'y avons aucune prétention, surtout ici. Nous n'essayerons pas de fronder les usages et de sortir ainsi de l'ordinaire, dont notre travail lui-même ne sort pas, nous en avons la pleine conscience. Aussi commencerons-nous par suivre une tradition qui nous permet, au moment de quitter l'Ecole, d'exprimer nos bien sincères regrets de tout un passé qui s'en va et nos remer-ciments à tous nos Maîtres qui, pour leur bienveillance et leur zèle à nous instruire, ont droit à notre reconnaissance et à notre affection, car nous fûmes vraiment privilégié par l'accueil sympathique que nous avons trouvé auprès de tous.

Ce nous est un devoir agréable de dire l'obligation que nous avons envers M. le professeur Grasset, qui a bien voulu nous faire l'honneur de présider notre thèse. Nous avons toujours suivi avec un vif intérêt ses visites et ses brillantes cliniques.

A M. le professeur Carrieu, nous sommes redevable de plus d'une utile leçon, et nous garderons de ce Maître un excellent souvenir.

Pour notre travail, nous avons mis à l'épreuve l'obligeance de M. le professeur-agrégé Vires à qui nous adressons tous nos remerciments.

Pendant près d'un an, externe bénévole chez M. le professeur Tédenat, nous avons bénéficié de son enseignement si original et si pratique.

M. le professeur Forgue nous accueillit toujours avec une cordialité et une bienveillance parfaite.

M. le professeur Estor, avec une bonne grâce extrême, dont nous ne saurions trop lui savoir gré, nous a fait l'honneur de nous accepter quelquefois comme assistant dans ses opérations, et nos relations avec lui resteront parmi nos plus agréables souvenirs.

De même, M. le professeur-agrégé de Rouville, fut pour nous, à la Faculté, à ses consultations externes et même au dehors, un Maître agréable et un conseiller précieux.

M. le professeur Grynfeltt, MM. les professeurs-agrégés Puech et Valois nous ont savamment et patiemment initié aux principes de l'obstétrique. Grâce à eux, nous espérons éviter bien des ennuis, et nous leur en aurons toujours de la reconnaissance. Mais, à juste titre, on pourrait nous taxer d'ingratitude si nous oublions ce que nous devons à notre ami le docteur Guérin-Valmalle. C'est à ses contre-visites si suivies et aux accouchements que nous avons pratiqués ou vu pratiquer sous sa direction que nous avons acquis la plus grosse part, pour ne pas dire toutes, des notions pratiques d'obstétrique que nous possédons.

Il est bien fréquent de trouver dans les préfaces ou les avant-propos de thèse, une mention spéciale au Maître aimé qu'est, pour les étudiants, M. le professeur-agrégé Rauzier. Plus encore, et à bien des titres, nous la lui devons, car, dès le commencement de nos études, nous avons reçu des marques de son dévoûment et de sa précieuse bienveillance. Depuis notre seconde année de médecine, nous nous sommes attaché à suivre son service des consultations externes, y avons pris des observations, examiné méthodiquement des malades ; il a bien voulu aussi nous autoriser à suivre ses con-

férences d'internat ; enfin, de toute manière, il nous a chaleu-
reusement soutenu et encouragé au travail, et notre seul regret
est de n'avoir pas su nous montrer pleinement digne d'un tel
Maître. Qu'il veuille bien nous permettre de lui témoigner ici,
à côté de ce regret bien vif et bien sincère, tout notre atta-
chement et toute notre reconnaissance. Ne pouvant nous
acquitter directement envers lui, nous tâcherons de rendre à
nos confrères et à nos malades ce qui a été fait pour nous.

Avec peine nous quittons cette Faculté et ces hôpitaux,
où nous aurions aimé fréquenter plus longtemps afin d'y per-
fectionner, auprès de Maîtres que nous avons appris à connaître et à apprécier, une éducation médicale qui ne saurait
jamais être trop complète et trop sérieuse.

CONTRIBUTION A L'ÉTUDE

DE LA

PARALYSIE AGITANTE

MALADIE DE PARKINSON

ÉVOLUTION, FORMES CLINIQUES, PATHOGÉNIE

INTRODUCTION

Comme bien de nos camarades arrivés à leurs derniers examens, nous avons d'abord été embarrassé pour choisir un sujet d'étude que nous pourrions décorer du nom de thèse, afin de pouvoir solliciter de nos Maîtres le titre qui doit nous conférer l'honneur et le droit d'exercer la médecine.

Suivant régulièrement, depuis plusieurs années, sous la bienveillante et intelligente direction de M. le professeur-agrégé Rauzier, les consultations médicales externes de l'Hôpital-Général, nous avons eu, récemment, l'occasion d'observer, en peu de temps, plusieurs cas de paralysie agitante. Une de nos malades est entrée à l'Hôpital-Suburbain, dans le service de M. le professeur Carrieu, chez qui nous avons pu la revoir.

D'autre part, la clinique des maladies des vieillards nous a permis de relever, sous la direction de M. le professeur-agrégé

Vires, les observations de deux malades intéressants atteints de la même affection.

Dans ces conditions, nous nous sommes cru en droit de reprendre ce chapitre, si imprécis et si complexe, de pathologie nerveuse et en limitant notre sujet, de tenter d'esquisser le tableau de l'évolution de la maladie de Parkinson et celui de de ses différentes formes cliniques ; cela afin d'encadrer, ou plutôt d'y mettre en leur place et de faire ressortir les particularités des observations que nous plaçons en tête, et qui ont le mérite d'être encore inédites.

Nous nous sommes ensuite demandé quelle était la théorie pathogénique qui expliquait le mieux tous les phénomènes, et nous avons signalé un résultat relativement récent de recherches anatomo-pathologiques, que nous avons, peut-être, eu le tort de chercher à interpréter.

Nous prévenons tout de suite, afin de ne duper personne, que ce n'est là qu'un travail d'élève, une bien faible contribution à l'étude d'une question obscure, une petite pierre mal taillée, qui ne saurait trouver sa place le jour où se bâtira l'histoire définitive de la maladie de Parkinson.

OBSERVATIONS

OBSERVATION PREMIÈRE

(Personnelle)

Recueillie à la clinique des maladies des vieillards (service de M. le professeur agrégé Vires).

Paul Serv..., 57 ans, cultivateur. A été admis à l'Hôpital-Général, en janvier 1894, après être resté deux mois dans le service de M. le professeur Carrieu, à l'Hôpital-Suburbain.

Antécédents héréditaires. — Père mort, à 65 ans, de fluxion de poitrine ; mère âgée de 79 ans, bien portante ; une sœur morte à 7 ans ; une autre sœur a eu une tumeur blanche du genou ; un frère (45 ans) bien portant.

Antécédents personnels. — A gardé pendant deux ans les fièvres paludéennes, de 18 à 20 ans — 2 fluxions de poitrine — dit avoir été de tout temps très sujet aux migraines et aux névralgies ; pas de syphilis ; pas d'habitudes éthyliques ; ne s'est jamais marié.

Voici comment le malade nous raconte son affection. Il y a environ six ans, il a commencé à sentir de la raideur dans ses bras, et bientôt après il n'a plus pu travailler. Ce n'est qu'un an et demi après qu'il a commencé à trembler des deux mains à la fois, et il dit que, vers la même époque, il a commencé à éprouver une sensation de brûlure dans la région épigastrique

en même temps qu'une sensation de chaleur générale. Puis est
survenu de la difficulté pour marcher et une fatigue très rapide
au moindre effort. Il y a trois ans, il marchait encore assez
bien, tandis que maintenant il « ne peut remuer ses jambes du
premier coup et est obligé d'attendre qu'elles se lèvent d'elles-
mêmes» (sic); il a beaucoup de peine à s'arrêter et, pour le faire,
est parfois obligé d'aller se butter contre un objet résistant
(mur, porte, lit), jamais de chute cependant. Il fait assez souvent quatre ou cinq pas en arrière sans pouvoir se retenir.

Il prétend éprouver parfois une certaine gêne pour parler
du côté droit de la bouche ; il parle, au moment de l'examen,
assez bien, peut-être avec un peu de lenteur.

La mémoire paraît très bonne et ses réponses dénotent de
l'intelligence, surtout chez un sujet d'un rang social peu élevé
et dépourvu d'instruction (il ne sait ni lire ni écrire) ; il y voit
bien, entend bien et ne signale de troubles du côté d'aucun
appareil.

Il urine très souvent.

Son état n'a jamais présenté de rémissions.

Comme donnée étiologique, il ne nous fournit pas grand
chose : il y a une quinzaine d'années, il a eu une perte d'argent;
vers la même époque, un coup de pierre dont il porte la cica-
trice sur la région frontale dorsale ; jamais d'ictus ni de paralysie.

L'aspect de Serv... est celui de quelqu'un de très hébété, il
est figé, les yeux presque immobiles ; et ce manque de toute
expression contraste avec ses réponses.

Il est assez fortement voûté des épaules et a le cou tendu et
raide.

Les deux mains sont agitées d'un tremblement rythmique
d'une façon à peu près égale ; c'est toute la main qui tremble
et, au premier moment, on ne reconnaît pas les mouvements
classiques de filer de la laine, de rouler des pilules ou un

crayon. Toutefois, dans la suite de notre examen, en fatiguant le malade par nos investigations, nous voyons les tremblements augmenter beaucoup d'amplitude et devenir caractéristiques. Le tremblement disparaît pendant que le malade fait un mouvement volontaire, mais il reparaît dès que le malade arrête son mouvement, alors même que le malade tienne un objet et soit, par conséquent, en état de contraction volontaire.

Les jambes et les pieds présentent également du tremblement, évident surtout quand le malade est allongé. La tête tremble légèrement, mais cela paraît plutôt tenir à une transmission qu'à un mouvement propre ; de même pour la langue.

Le cou est raide et les mouvements de la tête très limités, les bras sont raides, l'élévation du bras est limitée — les jambes sont assez raides. — Tous les réflexes paraissent exagérés.

On est très frappé par l'excessive lenteur des mouvements du malade, en particulier quand il quitte sa veste. Cette lenteur n'est pas proportionnée au degré de raideur que nous avons constaté ; d'autre part, cet acte de quitter ou de remettre sa veste amène de la sueur et augmente le tremblement de la tête.

Serv... se lève et s'assied sans trop d'efforts, tout d'une pièce, se laissant tomber pour finir de s'asseoir, s'arc-boutant sur la jambe qui reste en arrière pour se pousser afin de se relever.

Il marche en se lançant en avant, tourne tout d'une pièce. Il cède assez facilement aux impulsions et aux attractions en avant et par côté, mais y résiste tout de même, tandis qu'en arrière, il cède tout de suite à l'attraction et perdrait l'équilibre s'il ne faisait quelques pas en arrière.

Pas d'atrophie musculaire ni de déformation. Par son aspect, son attitude et les symptômes qu'il présente, Serv... nous paraît réaliser un type à peu près complet et tout à fait classique de maladie de Parkinson.

OBSERVATION II

Recueillie à la consultation externe (service de M. le professeur-agrégé Rauzier) par mon excellent ami, l. docteur Espérandieu.

Joséphine Bes.. , 62 ans, cuisinière, vient à la consultation externe le 16 novembre 1898.

Antécédents héréditaires. — Ses ascendants et collatéraux sont morts, sans que la malade puisse nous dire de quelle affection. Aucun, en tous cas, n'a présenté de tremblement analogue à celui qui l'afflige. Sa mère, âgée de 90 ans, est encore vivante et bien portante.

Antécédents personnels. — Elle ne se souvient pas d'avoir été malade. A 20 ans, elle a fait une fausse couche, dont il nous est impossible de relever la cause.

Il y a deux ans environ, la malade fut fortement impressionnée en apprenant une mort. A partir de ce moment, le bras droit, puis la jambe du même côté, furent pris de tremblement. La jambe était déjà atteinte d'un léger degré de raideur depuis près de deux ans.

Depuis sept mois, le côté gauche s'est pris à son tour. D'ailleurs, aucun trouble n'est signalé par elle en dehors du tremblement. Les fonctions des appareils digestif, respiratoire et urinaire s'accomplissent normalement.

Un facies soudé, rigide, des yeux hagards et un perpétuel tremblottement des lèvres avec un tremblement rythmique des mains et des bras : c'est ce qui nous frappe au premier abord.

Le mouvement des mains est d'une très grande netteté ; c'est un tremblement lent d'une assez grande amplitude. Le pouce se meut en opposition avec les quatre autres doigts. Les mains, dans leur ensemble, paraissent effectuer le mouvement d'une personne qui jouerait du tambour. Il y a environ quatre oscillations à la seconde. Les avant-bras sont serrés au corps, un peu en avant, dans une attitude de défense.

La malade ne peut être maîtresse de ses mouvements. Si on lui commande un acte, elle l'accomplit ; le tremblement cesse alors ; elle a constamment à la main un mouchoir dont elle s'essuye la figure inondée de sueur ; chaque fois qu'elle répète cet acte, le tremblement s'arrête ; sitôt qu'elle cesse, dès qu'elle est au repos, il reprend.

Durant tout l'interrogatoire qu'on lui fait subir, elle répond intelligemment mais sans se départir de son attitude rigide. Si on la prie de regarder à gauche ou à droite, elle se tourne tout d'une pièce. Elle semble ankylosée. Le regard est fixe, les yeux largement ouverts. Les muscles de la face sont sans cesse en mouvement, un mouvement bien régulier, bien rythmé ; la malade fait la grimace du lapin, suivant l'expression consacrée.

Elle se plaint d'une sensation de chaleur insupportable, son corsage dégrafé, la sueur qui lui coule sur la figure, témoignent que cette sensation de chaleur n'est pas une illusion. De temps à autre, la malade s'étire, allonge fortement les bras et ne semble pas pouvoir tenir en place. A une de nos questions sur le besoin constant de changer de place, elle répond très catégoriquement éprouver cette sensation à un haut degré.

Lorsque nous la prions de marcher, elle avance à pas menus et de plus en plus précipités, de plus en plus rapprochés, le corps légèrement incliné en avant. L'allure s'accélère progressivement et rapidement, et il lui faut s'arrêter sous peine de choir.

L'examen objectif nous décèle une raideur assez marquée des membres supérieurs. Il semble y avoir un peu d'exagération des réflexes des autres membres.

L'examen soigneusement fait des divers appareils ne nous apprend rien de plus. Rien à l'auscultation, pratiquée avec

minutie, bien que rien n'ait attiré notre attention de ce côté.
Les urines ne renferment aucun élément pathologique.

Le type si net, si précis que présente cette malade, le tableau,
qu'on pourrait dire classique, ne permet guère de discussion
éliminatoire des hypothèses qui pourraient gêner un diagnostic direct. C'est une maladie de Parkinson. On lui prescrit un
gramme de borate de soude par jour, des frictions tièdes
suivies de pétrissage musculaire.

La malade, qui habite Cette, revient à Montpellier, où elle
entre à l'hôpital, le 2 mars 1899, dans le service de M. le professeur Carrieu.

Le tremblement a augmenté d'amplitude. On constate l'exagération des réflexes rotuliens. La force musculaire a diminué.
La malade a beaucoup maigri dans l'espace de ces quatre mois.
Elle est soumise à un traitement par l'él...ricité qui ne produit d'ailleurs aucune amélioration.

OBSERVATION III
(Personnelle)

Recueillie à la consultation externe de l'Hôpital-Général, (service de M. le professeur-agrégé Rauzier), complétée grâce aux notes obligeamment fournies par
M. le Dr Vedel, ancien chef de clinique sur un séjour fait il y a deux ans à
l'Hôpital-Suburbain.

Louis M..., 63 ans, pêcheur, entre à l'Hôpital-Suburbain,
salle Fouquet, n° 27, le 28 février 1897.

Antécédents héréditaires. — Son père est mort à 80 ans d'une
affection indéterminée. Sa mère, âgée de 88 ans, jouit d'une
santé parfaite et peut travailler pour vivre. Il a eu 7 frères, dont
6 sont morts : 2 d'affections thoraciques ; les quatre autres
après avoir eu du rhumatisme (?)

Antécédents personnels. — Dans sa jeunesse, a eu la rougeole
et les fièvres paludéennes ; à l'âge de 16 ans, la petite vérole) ;

pas de syphilis; habitudes éthyliques peu marquées ; est marié et a trois enfants bien portants.

Le malade se plaint de trembler depuis environ un an, c'est-à-dire depuis 1896; mais, comme nous précisons l'interrogatoire, il nous raconte qu'il y a 13 ou 14 ans, il a ressenti une douleur ou plutôt une sensation de pesanteur et de raideur dans le bras et dans la jambe gauches ; cela a débuté par l'articulation du oude, comme un rhumatisme » (*sic*). Ces phénomènes se sont peu à peu généralisés et étendus à tout le côté gauche, puis, assez rapidement, au côté droit. Le tremblement, quand il est survenu, n'a pas suivi le même mode d'envahissement. La main gauche a tremblé la première, puis la main droite ; en dernier lieu, les membres inférieurs. La tête n'a jamais tremblé.

A l'examen de ce malade, en mars 1897, on constate un tremblement des mains, qui est tout à fait typique et justifie pleinement les comparaisons ordinaires de filer de la laine, rouler un crayon ou des pilules ; il est assez ample, rythmique et lent. Le tremblement porte aussi sur les membres inférieurs, mais y est bien moins accentué.

Les genoux sont constamment en mouvement et les talons battent rythmiquement le sol quand le malade est assis. Dès que le malade accomplit un mouvement volontaire avec l'un de ses membres, le tremblement cesse dans ce membre. L'écriture est sinueuse et irrégulière; le malade mange et boit facilement, il n'a pas de gêne dans la déglutition, son champ visuel est normal ; la parole, lente mais bien articulée.

Comme attitude, il est fléchi, la tête portée en avant, immobile, le regard fixe ; sans expression, l'air soudé, hébété ; la démarche est assez pénible, il garde assez bien l'équilibre, pas de propulsion ni de latéropulsion, mais rétropulsion très nette.

Le malade se fatigue très vite ; cependant, il éprouve constamment le besoin de changer de place et s'impatiente beaucoup au lit.

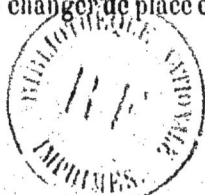

2

Les réflexes tendineux sont exagérés ; le rotulien, notamment, attire l'attention ; il ne semble pas y avoir de trépidation épileptoïde.

Jamais de sensation de chaleur, plutôt une impression de froid.

Aucun trouble du côté des sphincters.

L'analyse des urines ne révèle ni albumine ni sucre. Rien de modifié au point de vue sensitif, ni au point de vue psychique.

L'étiologie est peu nette, mais nous avons relevé, cependant, deux émotions violentes : l'une, il y a 20 ans, à la suite d'une chute ; l'autre, deux ans après : il a failli se perdre en mer.

Le diagnostic de maladie de Parkinson, déjà fait à la consultation externe, s'impose.

Le malade est soumis à un traitement par le borate de soude et l'hyosciamine et sort de l'hôpital au bout d'environ un mois, se disant amélioré.

Pendant ce séjour à l'hôpital, un phénomène particulier a attiré l'attention de M. le professeur Grasset ; la main gauche présentait un aspect peu ordinaire, dont nous avons pu nous faire une idée par une aquarelle qu'en a fait faire M. le Dr Vedel, alors chef de clinique médicale dans le service. Cette main donne tout à fait l'impression de ce que Marinesco a décrit, dans la syringomyélie, sous le nom de main succulente ; elle est lisse, grasse, rosée, tirant sur le violet et luisante.

Le 4 mars 1898, M... revient à la consultation externe de l'Hôpital-Général.

Il se plaint de vives douleurs dans tout le corps, d'un mal à la tête presque continu, s'accompagnant de sensation de vertige et d'étourdissement.

Le tremblement des membres n'a pas sensiblement augmenté ; il reste typique et prédomine toujours à gauche ; la tête ne tremble pas

L'aspect figé, l'air hébété, contrastent avec les réponses intelligentes et précises du malade, qui analyse fort bien ses sensations.

Les mouvements sont très lents (nous avons pu nous en rendre encore mieux compte en assistant à un de ses repas, chez lui, où nous étions allé compléter nos renseignements).

Une fois lancé, la marche est assez facile, mais il est pénible, d'abord, de partir, puis de s'arrêter et de se retourner. Il ne peut tourner sur place et est obligé de faire un ou deux pas en avant, de manière à aller décrire un arc de cercle.

En marchant, il accélère progressivement son allure et finit par aller très vite.

Il s'assied tout d'une pièce, après s'être, d'abord, fortement fléchi en avant et avoir saisi le siège avec les deux mains ramenées en arrière. L'acte de se relever lui est extrêmement pénible et difficile. Il s'arc-boute sur ses jambes et est obligé, ou de se faire aider, ou de s'accrocher à un objet placé au-devant de lui ; il lui faut plusieurs secondes, une fois relevé, pour retrouver son équilibre.

Il présente, à un haut degré, le phénomène de rétropulsion : la plus faible attraction ou impulsion le précipite en arrière ; il a aussi de la propulsion.

Depuis un an, il nous raconte qu'il s'est laissé choir assez souvent chez lui ou dans la rue, surtout en arrière.

Il accuse un besoin très vif de changer de place et préfère marcher tout le temps ; il insiste beaucoup sur les phénomènes douloureux : céphalée et douleurs dans les membres.

L'attention est attirée sur les modifications qui portent sur les mains, toutes deux tuméfiées et violacées, avec une prédominance très marquée pour la gauche.

D'après le malade, ces troubles vaso-moteurs seraient plus accentués en hiver; cependant, ils persisteraient, à un certain degré, pendant toute l'année.

En raison de ces phénomènes, on prescrit au malade des gouttes d'une solution de trinitrine à 1 0/0 : 60 gouttes, associées à 10 grammes de borax dans 300 grammes d'eau, à prendre une cuillerée, matin et soir.

Le 6 mai, M... vient, comme toutes les semaines, chercher ses médicaments à la consultation externe. Sa main gauche a bien conservé sa teinte cyanosée, mais elle n'a plus l'aspect que, d'après l'aquarelle, elle présentait en 1897, et qu'elle avait encore au moment de notre examen antérieur du 4 mars. Il y a bien moins d'œdème, il n'y a pas cet aspect gras; la peau est toujours cyanosée, mais est plutôt sèche et parcheminée.

Observation IV
(Personnelle)
Recueillie à la clinique des maladies des vieillards, (service de M. le professeur-agrégé Vires).

Philippine Jouffl..., 69 ans, marchande de charbon, salle Sainte-Marie, n° 20. A été admise, en février, à l'Hôpital-Général, après cinq mois passés dans le service de M. le professeur Grasset, à l'Hôpital-Suburbain.

Antécédents héréditaires. — Assure qu'elle est la plus jeune de 22 enfants, et que sa mère avait 56 ans, son père 74, lors de sa naissance. De 22 enfants, 3 seulement vivent encore, pas de nerveux. Un frère, mort âgé, a présenté du tremblement.

Antécédents personnels. — Ne marchait pas encore à 3 ans; à 11 ans, fluxion de poitrine; s'est mariée à 24 ans, jamais d'enfants. Depuis l'âge de 34 ou 35 ans paraît avoir éprouvé quelques phénomènes nerveux.

C'est à cette époque qu'elle fait remonter le début de l'affection actuelle, elle a été alors affectée par deux longues maladies successives de son mari, qui l'ont amenée à se surmener (elle est restée 37 nuits sans se coucher), mais, après cela, elle est restée un an et demi couchée, souffrant de douleurs rhumatoïdes, accompagnées d'une grande faiblesse.

Il y a 8 ou 9 ans, elle a commencé à trembler de la main gauche et le tremblement s'y est limité pendant 3 ans, avant d'envahir la droite ; en même temps, elle a éprouvé de la raideur dans les jambes et de la difficulté à marcher.

Depuis 3 ou 4 ans, elle a de la peine à allonger ses jambes ; elle a marché seule pour la dernière fois il y a 6 mois ; à l'Hôpital-Suburbain, elle a marché quelquefois en s'appuyant sur deux personnes.

Actuellement, la malade est immobilisée au lit et est incapable de s'y déplacer ; il faut qu'on la soulève et qu'on la tourne comme un corps inerte pour l'examiner ou pour la soigner.

Les deux mains sont continuellement agitées par un mouvement rythmique assez ample. C'est toute la main qui tremble, la main gauche plus fortement que la droite ; les avant-bras tremblent aussi et ont un mouvement alternatif léger de pronation et de supination, de sorte que, dans son attitude ordinaire, les mains presque réunies et appuyées sur la couverture, elle a plutôt l'air de tricoter que de filer de la laine ou de rouler des pilules ou un crayon, entre les doigts ainsi que le veut la comparaison classique.

Le tremblement des mains existe au repos et diminue, sans disparaître complètement, au cours des mouvements volontaires, de sorte que la malade est incapable de manger seule.

Les jambes présentent un très léger degré de tremblement ; la tête, elle aussi, tremble, du moins le maxillaire inférieur ; la lèvre inférieure est successivement abaissée et relevée, (grimace du lapin), tandis que le nez se pince. Ce mouvement est surtout évident quand la malade est fatiguée.

Les yeux sont fixes ; l'air hébété.

Les bras présentent de la raideur, le gauche surtout. Quant à la main gauche, elle mérite une description particulière : le pouce est fortement fléchi, et contracturé, les autres doigts sont aussi repliés et, si on peut arriver à les défléchir partiellement, on ne peut les amener jusqu'à l'extension complète.

Les jambes sont contracturées, fléchies sur les cuisses, les talons presque ramenés jusqu'aux fesses avec une prédominance à gauche ; on peut arriver à les étendre environ jusqu'à 120 degrés.

Les réflexes paraissent abolis.

La malade a un teint cachectique, les muscles des membres sont atrophiés, il n'y a plus d'interosseux ; plus d'éminences thénar ou hypothénar.

Il y a une escarre fessière qui contribue à augmenter les douleurs générales que la malade éprouve un peu partout.

Elle éprouva constamment une sensation de chaleur.

Pas de troubles du côté des sphincters.

Malgré cet état avancé, la malade parait avoir conservé toute la lucidité de son intelligence, elle parle assez facilement. Mais notre examen a semblé la fatiguer.

Le diagnostic de maladie de Parkinson a été porté à l'entrée de la malade à l'Hôpital-Suburbain ; les troubles ont beaucoup augmenté depuis et il semble bien que la maladie soit arrivée à une période avancée de son évolution.

OBSERVATION V

(Personnelle)

Recueillie à la consultation médicale de l'Hôpital-Général
(Service de M. le professeur-agrégé Rauzier)

Théophile F..., 57 ans, ancien chapelier, vient à la consultation externe le 7 janvier 1899.

Antécédents héréditaires. — Père mort, à 55 ans, d'occlusion intestinale ; mère morte en couches ; deux frères morts : l'un d'une fluxion de poitrine, l'autre d'une maladie de cœur ; trois autres collatéraux bien portants.

Antécédents personnels. — A eu l'influenza en 1889 ; en 1890, une angine couenneuse ; pas de syphilis ; pas d'habitudes éthyliques ; ne fume pas.

Le malade raconte qu'il tremble de la main droite depuis deux ans et qu'il traine la jambe de ce même côté ; il a la sensation quand il marche qu'il va tomber en avant. Cela est survenu progressivement, sans cause qu'il puisse signaler.

État actuel. — Il marche difficilement, la plante du pied droit trainant un peu. Le tremblement est localisé à la main droite, il est rythmé, très ample, peu fréquent, il existe au repos et ne s'exagère ni ne diminue au cours des mouvements volontaires. Il écrit difficilement ; dans cet acte, cependant, le tremblement parait diminuer. Pas de tremblement dans d'autres régions. Un certain degré de raideur dans le bras droit ; pas de raideur appréciable à la jambe.

Aucun trouble du côté de la sensibilité ; pas de céphalée ; pas de troubles sensoriels : les papilles sont égales et régulières ; les sphincters fonctionnent normalement. L'intellect est bien conservé. On remarque que les réflexes sont plus marqués à droite, au membre inférieur ainsi qu'au membre supérieur.

L'appétit est bon. Rien de particulier du côté de l'appareil cardio-vasculaire ; pas de signes d'artério-sclérose. L'analyse des urines a été pratiquée et n'a rien décelé.

Diagnostic. — Le malade ayant lui-même, lors de l'interrogatoire, quand nous le questionnions dans le sens de l'étiologie, signalé que sa profession de chapelier lui avait fait manier du mercure, nous songeons d'abord au tremblement mercuriel ; mais il a cessé son métier de chapelier il y a sept ans, alors que le début de l'affection qu'il présente remonte seulement à deux ans.

D'autre part, le malade ne présente aucun stigmate d'hystérie (pas de zones anesthésiées ou hystérogènes, champ visuel normal), ni de signes de névrite périphérique, or, c'est par ces deux processus que les auteurs expliquent le tremblement mercuriel. Nous écartons donc ce diagnostic.

Si ce tremblement était fonction d'une lésion cérébrale, on aurait des commémoratifs d'ictus, de la paralysie, de la céphalée ; tout cela n'existe pas.

La sclérose en plaques pourrait produire du tremblement, mais les caractères en seraient différents ; la parole n'est pas scandée.

M. le professeur Rauzier fait remarquer que le tremblement a tout à fait la forme du tremblement parkinsonnien ; à l'appui de ce diagnostic, auquel il s'arrête, il rappelle que ce malade a présenté un peu de raideur dans le bras, qu'il traine le pied droit, et il fait remarquer que ce malade, sans présenter le maintien et le faciès typiques, est un peu raide dans son aspect ; il accusait de la propulsion en avant, et on constate qu'il cède, en effet, très facilement aux attractions ou aux impulsions.

M. Rauzier fait remarquer que, s'il est assez ordinaire que la maladie de Parkinson débute d'un seul côté, le cas est rare d'une localisation unilatérale depuis deux ans.

Observation VI

Prise à la consultation externe de l'Hôpital-Général (service de M. le professeur-agrégé Rauzier), le malade a fait un séjour à l'Hôpital-Suburbain dans le service de M. le professeur Grasset, salle Fouquet, nº 20.

Ulysse Const..., 45 ans, gantier, vient à la consultation le 9 mai 1896.

Antécédents héréditaires. — Son père est mort, en quelques heures, d'une affection aiguë. Sa mère et ses collatéraux sont bien portants et n'ont jamais eu d'affections nerveuses.

Antécédents personnels. — Pas de maladies antérieures. Il y a huit mois, il a éprouvé de l'affaiblissement dans le bras droit et dans la jambe du même côté; deux mois plus tard, est survenu, dans ces mêmes membres, un tremblement continu au repos, mais qui disparaît totalement au cours des mouvements volontaires. Ce tremblement a débuté par le bras, a gagné ensuite la jambe. Au moment de l'examen, il nous apparaît rythmé, à grandes oscillations, plutôt lent.

Le malade peut boire facilement. Il éprouve dans le côté droit une sensation de raideur, en particulier dans le bras. D'autre part, il a l'attitude soudée, la tête immobilisée en avant, bien qu'en réalité, il puisse la mouvoir à sa volonté.

La démarche du malade ne présente rien de caractéristique; il n'éprouve aucun des phénomènes de propulsion, de rétropulsion ou de latéropulsion.

La contractilité des muscles de la face et des muscles oculaires est à peu près normale; la tête ne tremble pas, la langue tremble légèrement; la parole est un peu hésitante, mais fort nette.

La sensibilité dans tous ses modes (contact, douleur, température) est bien conservée. Le sujet accuse une perpétuelle sensation de chaleur qui s'exagère pendant la nuit.

Le champ visuel semble un peu rétréci des deux côtés. Aucun trouble à signaler du côté de l'ouïe, de l'odorat ou du goût.

Les réflexes tendineux sont normaux; les sphincters fonctionnent bien.

Aucun trouble trophique; seulement un peu d'œdème des membres inférieurs.

La mémoire est bien conservée, l'intelligence intacte.

L'examen des urines n'y révèle aucun élément pathologique.

Comme notion étiologique, nous ne trouvons pas d'ictus, pas de traumatisme, pas d'émotion signalée.

Quel diagnostic peut-on poser en présence de ces phénomènes?

Une hémorragie cérébrale pourrait expliquer une hémiparésie accompagnée de tremblements, mais alors il y aurait les commémoratifs d'un ictus et une évolution différente.

Une lésion envahissante, comme un néoplasme de l'encéphale, pourrait peut-être produire ces effets par compression progressive des zones motrices, mais il nous en manque les signes caractéristiques : vomissements, troubles oculaires, céphalée.

L'absence de trépidation épileptoïde, de troubles trophiques, etc., font éliminer les lésions médullaires.

La paralysie générale progressive se signalerait par des troubles intellectuels.

Les tremblements d'origine toxique sont également à éliminer. Notre malade a, il est vrai, dans son métier de gantier, manié le plomb et le mercure, mais il ne présente aucun des stigmates de ces intoxications.

Il nous faut en arriver à invoquer la névrose.

En faveur de l'hystérie, nous avons un certain degré de nervosisme et d'émotivité et un peu de rétrécissement du champ visuel. Mais pas de zones hystérogènes, pas d'abolition du réflexe pharyngien ou conjonctival; jamais notre sujet n'a eu de crises, enfin son affection n'a jamais rétrocédé, mais a eu une évolution progressive.

Nous sommes donc bien plutôt porté à estimer que nous sommes en présence d'un cas de paralysie agitante portant sur un seul côté; en effet, les caractères du tremblement, la raideur, la sensation de chaleur, sont des signes suffisants pour que nous nous rattachions à ce diagnostic.

CHAPITRE PREMIER

EVOLUTION DE LA MALADIE DE PARKINSON

On trouve peu de renseignements sur ce point dans la littérature médicale. Toutefois, les auteurs qui en ont traité, en particulier Charcot et Vulpian, qui ont pu observer un assez grand nombre de parkinsonniens, sont d'accord pour déclarer que l'affection présente une marche lente, mais progressive et fatale. Ils divisent cette évolution en trois périodes :

1° Une période de début ou d'envahissement ;

2° Une période d'état ;

3° Une période finale.

I. — PÉRIODE DE DÉBUT OU D'ENVAHISSEMENT

Il s'en faut de beaucoup que tous les cas débutent de la même manière. De très notables différences tenant à la diversité étiologique, à la plus ou moins grande rapidité de l'envahissement, à la nature et à la localisation des premiers symptômes, contribuent à donner dès ce moment à chaque cas une physionomie particulière et le diagnostic est alors fort délicat et difficile.

Etiologie. — Y a-t-il des conditions prédisposantes ? Tout ce qu'on peut dire, c'est que la paralysie agitante est une affection des gens âgés, ou tout au moins, des gens qui ont dépassé l'âge moyen de la vie. On en a cependant cité quelques cas dans la jeunesse et dans l'enfance ; le docteur Lannois, agrégé de Lyon, qui l'a observée chez un sujet âgé de 18 ans, dit n'en avoir retrouvé que quatre cas indiscutables de rapportés : l'un par Duchenne, de Boulogne, à 20 ans, un par Fioupe, à 15 ans, un par Meschede, à 12 ans ; enfin, un par Huchard, à 3 ans.

Comme causes déterminantes, si, parfois on n'en peut relever aucune de vraisemblable, ou si celles invoquées restent souvent problématiques, d'autres fois, elles ont l'air de constituer une étiologie assez nette et précise. Les plus souvent invoquées sont, à coup sûr, l'émotion et le traumatisme, la première surtout. Un bon exemple nous est fourni dans l'histoire, rapportée par M. le professeur Grasset, de ce capitaine de vaisseau qui voit son affection survenir au cours d'une journée où il dut éprouver une succession d'émotions intenses : il avait, dans la journée assisté, sans y prendre part, à une bataille navale et à la prise d'une ville, au massacre de la garnison et des habitants, qu'il n'avait pu empêcher, lié par des conventions de neutralité. Un autre malade, hospitalisé à l'asile des vieillards à l'Hôpital-Général et qui y est mort il y a deux ans, avait été atteint après avoir été victime d'une agression de la part de braconniers : il était garde champêtre.

L'étiologie par le traumatisme peut aussi quelquefois être assez nette. Dans sa thèse, Béchet rapporte l'observation d'une maladie de Parkinson, développée à la suite d'une blessure du poignet (obs. VIII) ; d'une autre (obs. V), survenue à la suite d'un traumatisme du coude ; d'une encore, consécutive à un traumatisme de la hanche ayant amené une ankylose coxofémorale.

Cependant, on peut contester la fréquence de ces deux causes, émotion et traumatisme : Holm, de Stockholm, dans une récente statistique portant sur 45 cas, n'a signalé que sept fois l'émotion et trois fois le traumatisme.

Rapidité de l'envahissement. — Le début peut être lent et insidieux, ou rapide et brutal. La première forme correspondrait, en général, aux cas où la notion étiologique reste indéfinie ; il est alors assez difficile de préciser ou même d'évaluer avec une certaine approximation l'époque du début des accidents. Pendant cinq ans, dix ans, parfois plus longtemps encore, le sujet a éprouvé soit un certain degré de raideur, soit un tremblement localisé ; d'autres fois, une sensation de fatigue et de faiblesse, ou simplement quelques crampes et quelques sensations douloureuses. C'est ainsi que M..., dont nous rapportons l'histoire (obs. III), a vu s'établir, petit à petit, la maladie. De même, la femme qui fait l'objet de notre observation IV est restée, une vingtaine d'années durant, à n'éprouver que des phénomènes douloureux et de la faiblesse, avant de voir débuter un tremblement, qui ne s'est accentué et ne s'est étendu aux divers membres que très lentement.

Le début brusque reconnaîtrait souvent une origine émotive comme dans le cas déjà cité où, le soir même de la journée pendant laquelle il avait eu à supporter ces diverses secousses morales, le capitaine de vaisseau ne put écrire à cause du tremblement, alors qu'il n'en avait encore jamais éprouvé, et qu'il n'a pas vu cesser depuis.

Nature des premiers symptômes apparus. — Qu'il soit brusque ou qu'il soit lent, l'envahissement peut consister dans l'installation de l'un ou de l'autre des deux symptômes cardinaux : tremblement et raideur musculaire. Il est plutôt rare qu'ils apparaissent simultanément, et, surtout dans les cas à début insidieux, il est ordinaire de n'avoir, pendant un temps assez long, qu'un seul symptôme pour faire le diagnostic, qui, on le comprend, est alors fort délicat ; Serv..., le sujet de notre première observation, aurait présenté de la raideur dans les bras un an et demi avant de commencer à trembler. Notre

seconde malade a également commencé par éprouver de la
raideur. D'autre part, on peut citer comme exemple de début
par le tremblement les cas où, chez un sujet qui n'avait jamais
ressenti aucun malaise, le tremblement survient et s'installe
tout d'un coup, à l'occasion d'une émotion.

Localisation des premiers symptômes. — En tout cas, qu'ils
apparaissent seuls, successivement ou simultanément l'un par
rapport à l'autre, les deux symptômes, tremblement et raideur
musculaire, atteignent les diverses parties du corps et s'y
localisent successivement, suivant des modes différents, et
nous pourrions décrire des modes de début :

> Monoplégique ;
> Hémiplégique ;
> Par les membres supérieurs ;
> Paraplégique ;
> Croisé.

Presque tous les débuts sont d'abord monoplégiques, quitte
à devenir ensuite hémiplégiques, paraplégiques ou croisés, et il
nous faudrait réserver cette appellation pour les cas qui restent un certain temps monoplégiques. Il est à remarquer que,
lorsqu'un membre a été traumatisé, c'est, en général, par lui
que commence l'affection.

Dans les observations que nous avons recueillies et dans
celles que nous avons lues à propos de notre sujet, nous avons
pu remarquer que c'était de beaucoup le plus souvent le membre du même côté qui était ensuite atteint, bien plus rarement
le membre analogue de l'autre côté. Quant au mode de début
croisé, c'est de beaucoup le plus rare ; il n'y a guère que
Charcot qui l'ait signalé deux fois.

Voilà à peu près indiquées les variations qui peuvent se rencontrer dans le début de la maladie de Parkinson.

II. — Période d'état

A quel moment cesse cette période de début ? à quel moment commence la période d'état ?

C'est ce qu'il est difficile de dire. Il serait bien banal de répondre : c'est alors que la maladie est nettement installée. Nous ne dirons cependant guère mieux en expliquant qu'alors, elle est caractérisée par un faisceau complet de symptômes qui fait des cas nets, comme ceux qui sont l'objet de nos quatre premières observations ; ou bien, le syndrome étant incomplet, la raideur ou le tremblement par exemple, faisant encore défaut, l'un de ces symptômes a pris une telle importance et de tels caractères, que le diagnostic peut, tout de même, se faire avec l'aide de signes accessoires, dont quelques-uns véritablement pathognomoniques. Certains cas, qui ont présenté un quelconque des modes d'envahissement que nous avons cités, restent stationnaires à un stade quelconque de ce mode et peuvent ne pas se compléter pendant un temps variable, parfois assez long.

Ces cas, et nos observations V et VI nous en fournissent des exemples, au point de vue de la localisation, constituent alors de véritables types cliniques, qu'on doit connaître pour les diagnostiquer plus facilement.

Il est bon de faire remarquer, d'ailleurs, que cette division de l'évolution de la paralysie agitante est commode pour une description schématique, mais tout arbitraire. Cette affection évolue d'une façon fatale, mais capricieuse. Pour qu'il y ait, à proprement parler, une période d'état, il faudrait que l'envahissement ne se fasse plus, que tous les symptômes caractéristiques aient apparu et ce serait alors qu'ou bien ils resteraient stationnaires (cela peut se voir pendant un an ou deux, rarement plus longtemps), ou bien ils s'aggraveraient plus ou moins vite.

Dans cette dernière hypothèse, la maladie évoluant très vite, la période d'état n'existe pas, du moins elle est très courte, et le malade arrive presque tout de suite à la période finale. La malade qui occupe actuellement encore le lit n° 17 de la salle Bichat (obs. II) peut être considérée comme un cas à évolution rapide, puisqu'en deux ans, les phénomènes sont parvenus chez elle à un degré très accentué.

Pour donner une idée nette de cette période d'état nous devons rappeler les divers symptômes qui servent à la caractériser. Nous ne décrirons que les principaux, ceux qui s'observent le plus normalement, nous réservant de parler de ceux qui sont plus rares et qui peuvent se surajouter quand nous nous occuperons de la période terminale de la maladie.

Depuis longtemps déjà, on décrit comme symptômes cardinaux et par conséquent en première ligne le tremblement et la raideur musculaire.

1° *Tremblement*. — Le tremblement des parkinsonniens, est un tremblement rythmique, assez ample, lent, dont les oscillations varient de 3 à 6 oscillations par seconde. Il porte de préférence sur les membres supérieurs, parfois sur tout le membre, mais il se limite de préférence sur les mains, et là il se présente sous une forme assez typique : le pouce se meut en opposition, soit seulement avec l'index, soit avec les quatre autres doigts, d'où les comparaisons bien classiques avec le mouvement de rouler des pilules, émietter du pain, filer de la laine, compter des écus.

Le tremblement des membres inférieurs est observé un peu moins souvent, cela tient à ce qu'il y est moins marqué et aussi à ce que les jambes sont le plus souvent en position de défense.

On a dit que la tête ne tremblait pas pour son propre compte et que les mouvements qui l'agitaient étaient des mouvements transmis. Chez plusieurs de nos malades (obs. II et obs. IV), nous observons un tremblement particulier, qui est décrit et qui paraît bien indépendant. C'est un mouvement léger et rapide d'abaissement et d'élévation de la mâchoire inférieure, qui fait immédiatement penser au mouvement analogue qu'on observe souvent chez le lapin.

A l'inverse de ce qui se passe dans la sclérose en plaques, c'est au repos que le tremblement existe et a son maximum d'intensité. Ordonnez un acte, et, pendant son accomplissement, vous verrez cesser ou, tout au moins, nettement diminuer le tremblement. C'est là son caractère le plus important. Pendant le sommeil, il cesse, sauf chez quelques très rares exceptions.

Pour l'atténuer, le malade prend des attitudes particulières, dites de défense, dans lesquelles il immobilise ou occupe les membres affectés.

Un de nos malades portait constamment le pouce d'une main dans le gousset du gilet et venait accrocher l'autre main à celle qui était ainsi immobilisée.

On a analysé le tremblement parkinsonnien à l'aide de procédés graphiques. Dans sa thèse de 1894, M. le docteur Magnol décrit les résultats d'un tracé de tremblement du bras d'un cas de paralysie agitante, il constate la régularité parfaite et 5 oscillations à la seconde.

2° *Raideur musculaire.* — C'est Charcot, qui, le premier, insista sur ce signe et lui attribua une valeur capitale, supérieure même à celle du tremblement, pour le diagnostic de l'affection. Lorsqu'on cherche à étendre le membre d'un parkinsonnien, on a la sensation d'une résistance quasi élastique se rapprochant un peu de la rigidité cadavérique. Cette raideur peut se constater à des degrés très divers et c'est en grande partie à elle que l'on doit attribuer la lenteur des mouvements, l'attitude soudée, les modifications de la parole, peut-être aussi tous les troubles de l'équilibre dans la station et dans la marche. Chez tous les six malades que nous avons

3

suivis, nous en avons constaté au moins un certain degré.

3° *Lenteur des mouvements.* — Que cela tienne à la raideur musculaire ou à la facilité avec laquelle ces malades se fatiguent, les parkinsonniens, s'ils voient cesser leur tremblement quand ils exécutent un mouvement volontaire, paraissent en revanche, éprouver beaucoup de peine à accomplir ces mouvements, qui se font à une lenteur remarquable.

Serv... (obs. 1) met, par exemple, une bonne minute pour quitter sa veste, et M.., au repas duquel nous avons assisté, alors que nous étions allé chez lui compléter nos renseignements, est obligé de rester à table un temps très long, seulement à cause de la lenteur avec laquelle il peut porter les aliments à sa bouche.

4° *L'attitude soudée.* — Ces mêmes deux malades pourraient en être cités comme types et le diagnostic de leur affection pourrait être fait à distance tant ils sont caractéristiques, avec la tête en avant, le cou rigide, les bras en demi-flexion, les mains rapprochées, se mouvant tout d'une pièce. L'attitude en flexion est de beaucoup la plus habituelle.

On observe cependant des malades soudés en extension. Mais justement, puisque c'est par cette attitude soudée habituelle en flexion qu'on est d'abord impressionné, ces cas, qui pourraient égarer le diagnostic, doivent être distingués parmi les formes atypiques, dont nous nous réservons de dire quelques mots plus loin, dans un second chapitre.

5° *L'aspect de la face.* — Les auteurs ont signalé et décrit le masque parkinsonnien : les muscles de la face donnent, par leur rigidité, une expression particulière, qui traduit tantôt l'hébétude, tantôt la tristesse (c'est le cas de nos malades I, II, III et IV). Le malade qui fait l'objet de notre deuxième observation aurait plutôt une expression d'angoisse. En tout cas, c'est bien à un masque qu'on peut comparer la physionomie des parkinsonniens, car elle reste figée, et jamais ne viennent se refléter sur elle les diverses impressions qu'éprouve le sujet. Les yeux sont ordinairement grand ouverts, brillants, le regard fixe, parfois la bouche reste entr'ouverte et laisse s'écouler de la salive.

6° Démarche particulière et troubles de l'équilibration. — Ce sont encore là des phénomènes habituels, pour ne pas dire constants, chez les parkinsonniens en période d'état. Pour se mettre en marche, le malade se penche en avant et semble, suivant une comparaison assez juste, courir après son centre de gravité ; une fois qu'il l'a ainsi une première fois déplacé, les pas sont réguliers et sa démarche fait penser à un automate, impression déjà donnée par son attitude soudée ; involontairement parfois, l'allure s'accélère jusqu'à la course et on a vu des malades obligés d'aller, pour s'arrêter et éviter de choir, buter contre un obstacle.

M... nous signale qu'il est même quelquefois tombé de cette manière. Il présente d'ailleurs à un degré accentué la démarche typique, et il est curieux de remarquer la façon dont il se retourne : il ne peut même pas parvenir à le faire tout d'une pièce, comme nous le voyons faire aux autres, il est obligé de se lancer d'abord en avant et d'aller décrire un arc de cercle.

Dans la station comme dans la marche, on observe des troubles de l'équilibre et M... nous en fournit encore un merveilleux exemple. Quand, d'assis qu'il était sur une chaise, il se relève, ou plutôt on le relève, car, soit raideur, soit faiblesse, il ne pourrait y parvenir sans aide, on est obligé de le maintenir jusqu'à ce qu'il ait trouvé sa position d'équilibre, ce qui ne va pas sans peine ; une fois qu'il l'a acquise, si rien ne vient le déranger, il la conserve assez bien puisqu'il vient seul, toutes les semaines, d'assez loin, chercher des médicaments à la consultation externe de l'Hôpital-Général.

Mais si on exerce sur lui une traction, même légère, en avant, quand il est debout et arrêté, il est obligé de partir en avant ;

bien plus facilement encore, la moindre impulsion le précipite en arrière. Ce sont là les phénomènes qu'on a décrits sous le nom d'antépulsion et de rétropulsion. Certains malades présenteraient, d'une façon analogue, de la latéropulsion.

7° *Troubles de la parole et de l'écriture.* — Ils sont peu caractéristiques et peu marqués. A propos des premiers, on a signalé une voix particulière « rappelant le ton de l'acteur qui imite la parole du vieillard » (Hirt). Nos observations personnelles ne nous en ont pas fourni d'exemples.

L'écriture ne devrait pas être modifiée si le tremblement cesse au moment des contractions volontaires. Au premier abord, elle est à peu près normale et ce n'est qu'à la longue qu'on peut en reconnaitre les irrégularités.

Les troubles cités jusqu'ici sont des troubles objectifs qui tombent sous les sens de l'observateur ; il en est d'un autre ordre : ceux que ressent le malade et d'abord :

8° *Une sensation de fatigue,* qui survient très rapidement à l'occasion des mouvements volontaires. Les investigations que nous avons fait subir à nos malades ont toujours amené de la fatigue ;

9° *Un besoin de mouvement* très marqué : M.... déclare se trouver beaucoup mieux quand il marche, le tremblement des mains s'atténue à ce moment pour augmenter au repos ; tous nos malades nous racontent que la position couchée, dans le lit, leur est pénible ;

A ce symptôme, qui traduit ce qu'on a appelé l'impatience musculaire, on peut rattacher ce besoin, souvent signalé dans les observations des auteurs, de se faire étirer ;

10° *Une sensation de chaleur.* C'est, quand il existe chez les parkinsonniens, un symptôme précieux pour le diagnostic, surtout des formes frustes, car nous ne croyons pas qu'il soit fréquemment signalé dans d'autres maladies. M. le

professeur Grasset a pensé pouvoir conclure de la recherche
des températures périphériques que cette sensation correspondrait à une élévation réelle de la température périphérique
due au travail musculaire occasionné par le tremblement.
Cette sensation n'est pas constante ; si chez nos deux premiers
malades elle est bien accusée, par contre, M... nous déclare
ne jamais l'avoir éprouvée, il aurait plutôt une impression de
froid. Dans sa statistique, Holm, de Stockholm, ne l'a trouvée
que dans un tiers des cas.

III Période terminale

La maladie ainsi caractérisée par la coexistence des divers
symptômes que nous venons de passer en revue ne reste guère
stationnaire; elle va progressant et s'accentuant de plus en plus,
sans qu'aucun des traitements qu'on a pu essayer jusqu'ici,
l'empêche de s'acheminer vers la période finale. Les seuls
résultats qu'ait obtenus la thérapeutique consistent dans l'atté-
nuation pour un temps de tel ou tel symptôme, en particulier
du tremblement, par l'hyosciamine, le borate de soude, et surtout le fauteuil trépidant.

Au cours de cette période terminale, peuvent apparaître de
nouveaux troubles, dont nous nous sommes réservé de parler
ici, bien que certains puissent être plus précoces.

Il y a d'abord ceux qui résultent de l'aggravation des
symptômes déjà existants : tremblement, raideur musculaire,
attitude soudée.

Le tremblement au repos s'exagère et peut alors aller jusqu'à persister, quoique à un degré atténué, pendant les mouvements volontaires et le sommeil.

La raideur et l'attitude soudée augmentent au point d'en
arriver à la contracture et même à la déformation. Tous ces

phénomènes sont constatés dans l'observation de notre malade couchée au n° 20 de la salle Sainte-Marie, à l'Hôpital-Général, qui pourrait servir de type pour décrire cette période (voir obs. IV).

Les *contractures*, chez elle, portent surtout sur les membres inférieurs qui sont repliés au point que les talons viennent presque au contact du siège.

Il n'y a guère que Vulpian qui ait signalé les contractures dans l'évolution de la maladie de Parkinson, les autres auteurs ne parlent que de raideur musculaire. On a même insisté sur la différence qui existerait entre la raideur musculaire et la contracture, en donnant comme argument que la contracture est progressive, que la contracture ne peut, comme la raideur, être vaincue par la volonté du sujet, enfin, que la contracture va avec l'exagération des réflexes tendineux, qu'on n'observe pas habituellement dans la paralysie agitante.

Quoi qu'il en soit, notre malade IV présente de vraies contractures, on ne peut en douter.

Les *déformations* portent principalement sur les mains ; la main gauche de notre malade nous en fournit un exemple, le pouce est fléchi au maximum et contracturé ; les autres doigts sont aussi fléchis et rejetés en dehors, formant une sorte de griffe. La déformation de la main peut se rencontrer à une période bien moins avancée, elle consiste alors à fixer l'attitude du tremblement typique, le pouce et l'index allongés et rapprochés dans la position qu'on prend pour tenir une plume à écrire.

A cette période, les *troubles trophiques* apparaissent, la nutrition générale s'altérant et la circulation périphérique se faisant mal. C'est ainsi que notre malade présente véritablement de *l'atrophie musculaire*, elle n'a plus aux mains ni ses interosseux ni ses éminences thénar et hypothénar.

Chez elle, on trouve une vaste *escarre fessière*. Ce dernier trouble est regardé comme fréquent; mais un exemple de trouble trophique au vaso-moteur remarquable et qui n'a jamais, croyons-nous, été encore signalé, c'est cette main œdématiée, violacée, qu'a présentée et que présente encore, quoique à un moindre degré, notre typique parkinsonnien, M... — Si c'est là véritablement une *main succulente*, analogue à celle que Marinesco a décrit dans la syringomyélie, et à laquelle il attribue une valeur pathogénique particulière, le fait n'en est que plus intéressant.

Nous avons voulu, pour être complet dans la limite de nos moyens, vérifier si, ainsi qu'on l'a exposé, à ces troubles de nutrition dans la paralysie agitante correspondent des *troubles urinaires*. Les analyses d'urine pratiquées pour les trois malades qui sont dans les hôpitaux ne nous ont rien révélé d'anormal.

Brissaud s'est, croyons-nous, prononcé, avec raison, contre l'opinion accréditée que les *troubles intellectuels* étaient habituels dans la maladie de Parkinson ; il a montré que cet état de stupeur, cet air déprimé, étaient une apparence et que souvent on était trompé par le masque. Nous avons été frappé de trouver, chez tous nos malades, un raisonnement très correct et aucun degré du gâtisme que présentent tant d'autres vieux qui ne sont pas parkinsonniens même ; chez notre malade arrivée à la période terminale, le raisonnement est fort suffisant.

En revanche, chez elle, la fatigue est extrême au moindre effort et nous ne pouvons douter qu'elle ne finisse pas, d'ici peu, par succomber aux progrès de la *cachexie*, à moins qu'elle ne soit enlevée par une complication.

La pneumonie est un mode de terminaison fréquemment observé, probablement parce que, étant, de toutes les infections graves, la plus banale, elle constitue une fin naturelle pour les débilités qui se trouvent dans des conditions de moindre résistance.

La durée de l'évolution totale de la maladie, comme celle de ses diverses périodes, est éminemment variable ; toutefois, on peut la donner comme généralement fort longue, et il est assez fréquent que des générations successives d'étudiants puissent suivre, pendant des vingt, trente et jusqu'à quarante ans, des parkinsonniens pensionnaires des hôpitaux.

CHAPITRE II

FORMES CLINIQUES DE LA MALADIE DE PARKINSON

Béchet, dans son importante thèse sur ce sujet, en dehors de la forme typique et, pour ainsi dire, classique de la maladie, décrit, d'une façon documentée, avec exemples à l'appui, trois groupes de formes atypiques, qu'il résume dans le tableau suivant :

A. — Formes ⟩ absence ⟩ d'un des symptômes ⟩ raideur.
atypiques par ⟩ modification ⟩ fondamentaux ⟩ tremblement.

B. — Formes ⟩ la localisation ⟩
atypiques par ⟩ le mode d'envahissement ⟩ des symptômes.

C. — Formes ⟩
atypiques par ⟩ la présence de phénomènes ⟩ rares.
⟩ surajoutés.

C'est là une classification fort admissible, et l'on peut ainsi multiplier à l'infini le nombre des formes atypiques de la paralysie agitante, car, à y regarder de près, pas un malade ne réalise une forme réellement typique et complète, et, nous avons pu nous en rendre compte en étudiant son évolution, même dans les cas qui paraissent se rapprocher le plus de la normale, il y a toujours, à un moment donné, un des symptômes qui manque ou qui prédomine, qui se localise ou qui progresse d'une façon particulière et différente, et cela seul permettrait de les ranger dans l'une ou l'autre des divisions du tableau proposé par Béchet.

Nous remarquerons seulement que, pour qu'on puisse considérer une forme clinique comme atypique, il faut que la particularité, de quel ordre qu'elle soit, qui la distingue offre une certaine persistance et ne soit pas un phénomène passager dans le cours de l'évolution.

Cette réserve faite, nous accepterons la division de Béchet et nous aurons, en la développant :

1° Des *formes atypiques par absence de tremblement.*— Elles peuvent tromper surtout quand, de prime abord, on les ignore et si on s'est habitué à considérer le tremblement comme le signe important pathognomonique de la maladie. C'est Charcot et son école qui ont insisté surtout sur cette forme, donnant la première place en importance dans le syndrome à la raideur musculaire.

La thèse de Béchet en rapporte plusieurs exemples.

2° Des *formes atypiques par modification du tremblement.* — Celui-ci peut-être modifié dans son intensité, dans son rythme, dans sa forme et même dans ses caractères particuliers, qui consistent à cesser au cours des mouvements volontaires et pendant le sommeil naturel ou chloroformique.

3° Des *formes atypiques par absence de raideur musculaire.* — Pour les auteurs de l'école de Charcot, celles-ci seraient rares et l'on aurait plutôt affaire à des formes où elle est très atténuée ou à des cas au début.

4° Des *formes atypiques par modification de cette raideur* — ou plutôt de ses effets. — Il rentre dans cette catégorie des cas qui sont bien réellement atypiques et à physionomie particulière. Ce sont ceux qui tiennent à des modifications de l'attitude, conséquence la plus directe de cette raideur, dans laquelle le malade est soudé, en particulier, les divers types d'extension : Charcot et Richer ont signalé un type d'exten-

tension simple ; — Dartil, un type d'extension avec renver-
sement de la tête en arrière ; — Bidon, un type d'extension
du tronc et des membres, avec flexion du cou et de la tête.

Béchet reproduit dans sa thèse les observations qui ont servi
de type à la description de ces différentes formes cliniques.

Aucun des malades que nous avons observés nous-même, ne
nous a fourni d'exemple de ces attitudes modifiées, tous présentent l'attitude la plus ordinaire, qui est la flexion.

5° Des *formes atypiques par la localisation des symptômes.*
— Parmi celles-ci, il en est également qu'il importe de connai-
tre pour mieux les diagnostiquer : ce sont celles chez lesquelles l'ensemble ou un seul des symptômes se fixe sur la
partie du corps qu'il a atteinte la première : soit sur un membre,
soit sur un côté du corps, soit sur les membres supérieurs,
soit sur les membres inférieurs, s'y localise et s'y limite pendant un temps assez long pour qu'on ne soit plus dans la
période de début ; nous avons dit que c'était là une condi-
tion nécessaire pour qu'on puisse réellement considérer le
cas comme une forme clinique.

On pourrait ainsi décrire la forme monoplégique, la forme
hémiplégique ; la forme à phénomènes localisés aux membres
supérieurs et surtout la forme paraplégique, sont beaucoup plus
rares.

La *forme hémiplégique* paraît assez fréquente ; il en est rap-
porté de nombreux cas, et sur les six malades que nous avons
observés, deux paraissent la présenter.

En effet, F..., sujet de notre observation V, voit les phénomènes limités à la partie droite du corps depuis déjà deux ans ;
et Const... (obs. VI), s'il n'est atteint de tremblement et de
raideur d'un seul côté que depuis deux mois, présente déjà un
syndrome assez typique pour qu'on puisse regarder cette localisation unilatérale comme assez particulière.

Le diagnostic de ces formes monoplégique ou hémiplégique

est souvent délicat à dépister et c'est pour elles qu'il est bon de se rappeler tous les symptômes accessoires. De plus, on doit établir sur ces cas une discussion de diagnostic différentiel très serrée à cause de l'analogie qu'ils peuvent présenter avec d'autres troubles nerveux, tremblement ou contracture, dépendant d'une hémorragie cérébrale, d'une affection médullaire, d'une intoxication, de l'hystérie, etc. Nous avons, à l'hôpital, vu rectifier un diagnostic de tremblement monoplégique, qu'on avait d'abord considéré comme parkinsonnien. Quand on a vu le phénomène disparaître rapidement après un léger traitement électrique, on l'a rattaché à l'hystérie, qu'on avait d'abord écartée, vu l'absence de tout stigmate.

Ces formes cliniques atypiques sont celles qui nous paraissent surtout devoir être connues et citées, mais nous sommes certain qu'on pourrait légitimement en décrire bien d'autres en se plaçant à des points de vue différents.

Si on considère les sensations éprouvées par le malade, il paraîtrait exister une *forme douloureuse* de l'affection. Plusieurs de nos malades se plaignent d'éprouver des phénomènes douloureux plutôt vagues; mais M. le professeur-agrégé Rauzier nous a dit avoir vu récemment dans son cabinet un parkinsonnien chez qui ils étaient prédominants.

En se plaçant encore à un autre point de vue, on pourrait distinguer des *formes à évolution rapide* et des *formes à évolution lente.*

Nous retenons surtout ce fait de la diversité du tableau que peut présenter la paralysie agitante.

CHAPITRE III

NATURE ET PATHOGÉNIE DE LA MALADIE DE PARKINSON

De l'étude sommaire qui précède, il nous paraît résulter assez nettement que la maladie de Parkinson présente une évolution à modes très variés et qu'elle peut se caractériser par des symptômes fort divers, enfin qu'elle peut revêtir des formes cliniques différentes et nombreuses.

D'autre part, l'affection a une marche permanente, progressive, fatale, au cours de laquelle on n'observe pas de rémissions ; de plus, on sait que l'anatomie pathologique a permis de constater diverses lésions. Ce sont là autant de raisons pour qu'on tende à ne plus considérer la paralysie agitante, comme une affection *sine materia,* comme une névrose.

Voici comment MM. Ballet et Faure résument la question dans un article paru dans la *Revue neurologique* de février 1898 :

« Tout le monde est à peu près d'accord pour reconnaître que cette affection est indûment classée parmi les névroses, dont elle diffère par sa marche et par son pronostic ; mais on ignore et le siège et la nature des lésions qui la déterminent. Certains traits de sa physionomie et quelques observations anatomo-cliniques (Leyden, lésion de la couche optique ; Mendel, Charcot, Blocq et Marinesco, lésion pédonculaire), ont porté à se demander si la maladie ne pourrait pas être ratta-

chée à une localisation spéciale d'altérations, d'ailleurs peut-
être, de nature variée, au niveau de la région sous-optique ou
des pédoncules, notamment, du *locus niger* de Sœmmering
(Brissaud). D'autre part, on a trouvé, dans un certain nombre
de cas, du côté de la moelle ou des muscles, des lésions dont
la signification et la valeur pathogénique sont, à la vérité, loin
d'être bien établies : obturation du canal central, lésions sclé-
reuses péri-épendymaires ou des cordons blancs (Charcot,
Joffroy, Demange), atrophie sénile des cellules (Dubief, Koller),
lésions de péri-artérite et de sclérose péri-vasculaire (Dana,
Redlich), altération de la fibre musculaire (Blocq). Mais ces
lésions sont variables, inconstantes, par suite, contingentes
(Furstner). »

Donc : d'abord les lésions sont variables, ce qui correspond
bien à la variabilité que nous avons contatée dans l'évolution et
dans les formes de la maladie ; ensuite elles sont contingentes,
c'est-à-dire, peuvent être ou ne pas être. Mais du fait que,
dans certains cas, on n'a rien constaté, on ne peut pas conclure, d'une façon absolue, qu'il n'existait aucun trouble maté-
riel ; certains peuvent, en effet, rester inaccessibles à nos
moyens d'exploration et à nos méthodes de recherche ac-
tuelles.

Si le terme de névrose ne va pas forcément avec la prétention
d'affirmer qu'il n'existe pas de lésion anatomique comme fond
de l'affection, s'il doit signifier seulement qu'il existe une perturbation dans une ou plusieurs fonctions, et qu'on ne leur a
pas encore trouvé de concordance avec une lésion définie qui
les tiendrait sous sa dépendance, nous ne voyons pas d'incon-
vénient à l'employer encore à propos de la paralysie agitante.

« Les progrès de l'anatomie pathologique pourront seuls
mettre sur la voie » écrivait en 1892, M. le professeur Grasset,
en traitant de la pathogénie de la paralysie agitante. Depuis
cette époque, aucun résultat bien particulier n'a été signalé,

croyons-nous, si ce n'est celui que MM. Ballet et Faure appor-
tent à la suite des considérations déjà citées.

A côté de lésions banales, déjà rencontrées et signalées par
d'autres auteurs, ils ont constaté des *ruptures de prolongements
protoplasmiques* de cellules nerveuses, surtout des cellules des
cornes antérieures.

Nous croyons que cette constatation, qui sera sans doute
reprise et contrôlée, peut avoir une certaine importance et que
c'est assez légitimement que MM. Ballet et Faure se demandent
si « des examens ultérieurs ne prouveront pas qu'il faut,
comme Gowers l'avançait, chercher dans une lésion fonction-
nelle des prolongements protoplasmiques des cellules nerveuses,
l'explication du tonus musculaire qu'on observe dans la maladie
de Parkinson ».

Le tremblement, la raideur musculaire, ce sont bien là des
phénomènes qui paraissent habituellement liés à l'exagération
du tonus musculaire ; seulement, ce qu'il y a ici de particulier,
c'est que, puisque le tremblement cesse, puisque la raideur cède
au moment d'un mouvement volontaire, alors le tonus doit
cesser d'être exagéré à ce moment-là.

Or, on admet que le tonus s'exagère par suite de la suppres-
sion de la force inhibitrice (faisceau pyramidal). Cette force
inhibitrice doit donc se rétablir au moment où s'accomplit un
acte volontaire.

Cette force régulatrice, qui, par sa défaillance, amènerait une
perturbation du tonus capable de produire les phénomènes de
la paralysie agitante ne pourrait-elle se confondre avec la force
de situation fixe, que M. le professeur Grasset met en cause
dans la pathogénie de la paralysie agitante et dont il nous paraît
utile de garder la notion ?

Voici, d'ailleurs, comment M. Grasset définit cette force par
un exemple, dans son chapitre sur la catalepsie. Nous repro-

duisons le passage, pensant que c'est encore le meilleur moyen
de nous faire comprendre :

« Chacun connaît le fait classique et souvent cité de Milon
de Crotone, maintenant ses doigts fermés sur une grenade
avec une telle force que personne ne pouvait lui faire ouvrir la
main, et, cependant, ne broyant pas la grenade par un excès
de contraction, immobilisant, par suite, avec une grande énergie ses muscles à un degré voulu de raccourcissement. S'il
avait résisté par une contraction énergique des fléchis-
seurs avec une tendance continuelle au raccourcissement,
il aurait infailliblement brisé le fruit quand l'effort opposé
venait à cesser, ce qui n'arrivait pas. Il déployait donc là,
non pas sa force de contraction, mais sa force de situation
fixe » ; « Nous appelons ainsi, après Barthez, ajoute M. Grasset, la force que chacun de nous a d'arrêter un muscle à la lon-
gueur qu'il veut et de le fixer là avec énergie ».

Voici alors la manière dont s'explique le tremblement : s'il a
lieu à l'occasion des contractions volontaires, c'est que la
contraction se fait mal et une contraction unique est remplacée
par une série de secousses ; si le tremblement se produit au
repos, c'est parce que, dans cet état, les muscles qui devraient
être immobilisés par leur force de situation fixe ne le sont pas.
« Le tremblement au repos (paralysie agitante) est donc à la
force de situation fixe ce que le tremblement dans les actes
(sclérose en plaques) est à la contraction » et « la force de
situation fixe peut être lésée de deux manières : par excès
(dans la catalepsie), par défaut (dans la paralysie agitante) »
(Grasset).

Cette théorie expliquerait aussi les troubles de l'équilibration, l'antépulsion et la rétropulsion ; car, c'est évidemment
la force de situation fixe qu'il faut mettre en jeu pour régler sa
marche et résister à l'inertie, ou pour déployer un effort
mesuré pour contrebalancer une force donnée.

Mais, où est le siège de production, le centre ou les centres de cette force de situation fixe dont nous reconnaissons l'existence ? Nous n'en savons rien, mais nous avons toute raison pour le supposer dans la partie supérieure de l'axe cérébro-spinal.

Or, nous pouvons supposer que les effets doivent être les mêmes, que cette force soit lésée dans son centre ou dans les parties conductrices qui sont chargées de la transmettre aux diverses parties du corps.

Il semble même qu'avec cette dernière hypothèse nous expliquerions bien mieux la façon irrégulière et cependant localisée et systématisée avec laquelle procède l'envahissement des symptômes produisant des formes monoplégique, hémiplégique, etc., correspondant à des territoires nerveux déterminés ; tandis que si c'était la fonction elle-même qui était lésée dans son centre de production, les phénomènes devraient, presque d'emblée, être généralisés.

Ce n'est là, nous le savons bien, qu'une hypothèse, mais nous l'émettons parce qu'elle nous semble fournir quelque présomption pour faire estimer que la lésion principale de la maladie de Parkinson siège dans les cordons centrifuges de la moelle.

Nous avons quelques autres raisons qui nous font pencher vers cette opinion :

1° D'abord, cette considération que la variété de nature des troubles observés dans la maladie de Parkinson correspondrait bien mieux à une lésion d'organes de transmission que d'organes de production, car les mêmes organes de transmission peuvent servir à bien des fonctions, tandis que les centres sont plus spécialisés ;

2° Qu'une lésion de la moelle nous expliquerait la raideur musculaire et les contractures observées en même temps que

4

les troubles trophiques (atrophie musculaire et main succulente), qui sont loin de faire partie du tableau des névroses ;

3° Enfin, que les lésions constatées par MM. Ballet et Faure
siègent dans la moelle et paraissent être, entre toutes, celles
qui expliqueraient le mieux la pathogénie de l'affection.

CONCLUSIONS

1° En résumé, la maladie de Parkinson a, dans les trois périodes de son évolution, une marche fort variable.

2° Ses formes cliniques, à types variés, sont fort nombreuses.

3° Il y a toute apparence pour que ce ne soit pas là une pure névrose, quoique, dans cette affection, il paraisse y avoir surtout un trouble dans l'exercice d'une force régulatrice (force de situation fixe).

4° Il y a quelques motifs de penser que la lésion ou les lésions qui expliqueraient ce trouble auraient leur siège principal dans la moelle.

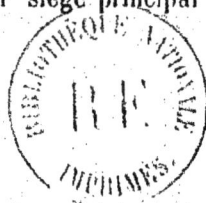

INDEX BIBLIOGRAPHIQUE (1)

RIECK. — Ueber das Verhalten der Sehnen-reflexe bei paralysis agitans. — Bonn, 1892, J. F. Carthaus.

KETSCHER. — Zur pathologischen Anatomie der Par. agit. gleichzeitig ein Beitrag zur path. Anat. des senilen Nervensystems. — Ztschr. — f. — Heckl, Berl., 1892, XIII.

LENNELM (F.). — Ett. Fall of Par. agit. sine agitatione. — Hygiee, Stockholm 1892.

SCHAEFER (A.). — Stoffwechseluntersuchung in einem Fall von nicht typischer Par. agit. Arch. f. Psychiat. — Berl. 1892, XXIV.

DERCUM. — Par. agit. Internat. Clin. Phila., 1792, E. s. I.

DAUTFORTH. — Internat. Clin. Phila., 1893, 2 s. IV.

DANA (Cl.). — Shaking palsy ; a clinical and pathological study with the reports of two autopsies. N. York. — M. J. — 1893, LVII.

KŒNIG. — Troubles de l'appareil de la vision dans la maladie de Parkinson. Comp. rend. Soc. de biol. Paris, 1893, s., V.

BERNABEI. — Contributo all studio grafico del tremore nello malattia di Parkinson. Bull. de soc. Lancisiana d'Osp. di Roma [1891] 1892, XI.

BRADSHAW (T. R.). — Case of Paral. agit. Liverp. M. Chir. J., 1893, XII.

WIENER (A.). — Par. agit. in a boy of seventeen years. N. York Polyclinic., 1893, I.

BORDONI (L.). — Contributo all morfologia e fisio pathologia del tremore nella paralysi agitante. Atti con. gen. d'Ass. med. Ital., 1891. Siena, 1893, XIV

_____

(1) Pour la bibliographie antérieure à 1892, se reporter à l'index annexé à la thèse de Béchet (E.). Paris, juillet 1892.

CHABBERT (L.). — Paralysie agitante et Hystérie. Echo méd. Toulouse, 1893, XIV.

HALDEMAN (J. S.). — Par agit. (Shaking palsy ; trembles). Columbus M. J., 1893-1894, XII.

REDLICH (E). — Iahrb. f. Psychiat. Leipz. u. Wien, 1893-1894, XII.

Idem. — Arb. a d'inst. f. Anat. u. Physiol. der central Nervensyst. an — d. — Wien. Univ. Leipz. u. Wien, 1894, Hft II.

WALTON (J. S.). — Par. agit. and sclerosis, an unusual case. Internat. clin. Phila., 1894, 3. s. IV

LANNOIS. — Par. agit, chez un jeune sujet. Lyon Méd., 1894, XXV.

MARAGLIANO (E.). — Par. agit. ; trauma al dorso ; meningomielite chronica lombare. Cronid. clin. med. di Genova, 1893-1894, II.

CLERICI (A.). — Sopra uno caso di malattia di Park. — Boll di Poliambul. di Milano, 1893, VI.

DE RENZI (E). — Aumento dell' eccitabilà del cervello nel morbo di Park. Riv. Clin. e terap. Napoli, 1894, XVI.

DE RENZI. — La Cura del morbo del Park. — Riv. clin e terap. Napoli, 1894, XXI.

FREUS (A.). — Zur Symptomatogie de par. agit. — Ztschr. f. Clin. Med. Berl., 1894, XXV.

BRISSAUD. — Sur la nature et la pathogénie de la mal. de Park. — J. de Med. et de Chir. prat. Paris, 1894, IXV.

GRAWITZ (E.). — Ueber prodromalsymptôme bei Par. agit. Deutsche Med. Wchschr. Leipz. u. Berl., XX.

BYCHOWSKY (L.). — O Chorybie Parkyson'a medycyna Warszawa, 1894, XXII.

BROWN (S.). — Par agit. without tremor. Internat. clin. Phila. 1895, 4 s. IV.

DE RENZI. — Uno caso di tremore isterica simulante il tremore del morbo del Park. Clin. mod. Firenze, 1895, I.

GAUTHIER (G.). — Nouvelles considér. sur la mal. de Park. Lyon Méd., 1895, IXXX.

HEBOI (P.). — Obs. on Par. agit. — Indian Med. Rec. Calcutta 1895, VIII.

JUDICE CABROL. — Caso de paralysia agit., perburbacôes psychicas accentuadas Méd. contemp. Lisb., 1895, XIII.

MESTRE (A.). — Noticia sobre la Par. agit. Rev. de sc. med. Habana, 1895.

Putnam (J. W). — Intern. Clin. Phila. 1895, 5 s., II.

Marie (P.). — Par. agit. (Mal. de Park). Méd. mod. Par. 1895, VI.

Gray (L. C.). — Par agit. text book Nerv. Dis. am Authors (Dercum) Phila. 1895.

Johnston. — Posthémiplégie Paral. agit. Lancet. Lond. 1895, II.

Idem. — Clin. journ. Lond. 1896, VII.

Brissaud (E.). — Sulla nature e pathogenesi del morbo di Park. Boll de Clin. Milano, 1895, XII.

Richer (P.). — Note sur la forme ext. du corps de la maladie de Park. Comp. rend. Soc. de biol. Paris, 1895, 10 s. II.

Richer (P.) et H. Meige. — Etude morphol. sur la mal. de Park. N. Icon. de la Salpétrière. Paris, 1895.

J. Bornay. — Un cas de Par. agit. fruste. Bull. méd. du Nord. Lille, 1896, XXXV.

Hunt (J.-R.). — P. nerv. et ment. Disny, 1886.

Moyroud. — Mal. de Park, à forme fruste. Loire méd. St-Etienne, 1896, XV.

Dana and Elliot. — A case of par. agit. with autopsy. Section of the cord of a senile dement. Post graduate. N. Y., 1896, XI.

Carrière (G.). — Les ecchymoses spontanées dans le cours de la maladie de Park. Presse méd., Paris, 1896.

Meessen (N.). — Quelques remarques à propos de la Par. agit. Presse méd. Belge. Brux. 1896, XI-VIII.

Luzzatto (A.-M.). — Sulla seccrezione orinaria nella malattia di Park. Riv. Veneta di Sc. med. Venezzia, 1896, XXV.

Gerhardt (D.). — Ueber das Zittern bei Par. agit. Deutsche Ztschr. f. Nervenk. Leipz. 1896-97, IX.

Russel F. S. R. — Par. agit. and senile tremor. Clin. J. London, 1896-97.

Cuylitz. — Pathogénie de la Par. agit. Presse méd. belge. Brux., 1897, XI-IX.

Fürstner. — Ueber multiple sclerose und Par. agit. Arch. Psychiat. Berlin, 1897, XXXIX.

Sander. — Arch. Psychiat, XXXIX, 1002-1005.

Idem. — Monatschrif. Psychiat. u Neurologie. Berl., 1898, III.

De Francesco (G.). — Forma frusta di paral. tremula con nota non commune. Incurabili Napoli, 1897, XII.

Luzzato. — A proposito di un recente lavore sull'urologia di morbo di Park. Riv. Veneta di Sc. med. Venezzia, 1897, XXXVII.

Setti (G.). — Contributo all'urologia del morbo di Park. Arch. ital. di Clin. med. Milano, 1897, XXXVI.

Bollet (G.). — Lésions médullaires rencontrées chez un malade atteint de mal. de Park. Bull. de Soc. méd. des Hôp. de Paris 1897, 3 s. XV.

Erb (W.). — Ueber Paralysis agitans und ihre Behandlung. Ztschr. f. Prakt. Aerzte. Frankf., 1898, VII.

Meessen (W.). — Quelques remarques sur la Par. agit. Belgique Médicale. Haarleen, 98, I.

G. Ballet et M. Faure. — Lésions des cellules de la moelle dans un cas de mal. de Park. Rev Neurologique. Paris, 1898, VI.

Levet. — Un cas fruste de Par. agit. Dauphiné-Médic. Grenoble, 98, XXII.

Holm (N.). — Par agit. tarsager symptomer og Forlob. Copenhague, 1898, 7. R. IX.

De Renzi. — Quattro casi de morbo di Park. Gaz. d'Osp. Milano, 1898, XIX.

Stewart (P.). — P. agit. with an account of a new symptom. Lancet, London, 1898, II.

Verhoogen (R.). — Sur le traitement de la Par. agit. Congrès de Neurol. et de Psychiat. Bruxelles, 1898, fasc. 2. 5 l. 5 b. Résumé, fasc. 3. 58.

Sumpter W.-J. — A New symptom. in Par. agit. Lancet, London.

Glorieux. — (Mal. de Park). Cong. internat. neurol. et psychiat. de 1897. Bruxelles 1898, 1 fasc., 3 61.

—. Note concernant l'étiologie et la fréquence de la Par. agit. Ibid. fasc. 2.

Von Kraft-Elbing (R.). — Ueber locales surmenage als Ursache von Par. agit. Wien. Klin. Wochenschr, 1899, XII.

—. Ueber Par. agit. durch. melanisches Trauma, Ibid.

Korangi. — Parkinson fete Kettos hemiplegia essete (Dual hemiplegia of Parkinson). Orvosi hetil., Budapesth, 1899, XIIII.

De Renzi. — Uno caso de malattia di Park, associata a mixedema. Riv. Veneta di Sc. med. Venezzia, 1898, XXX.

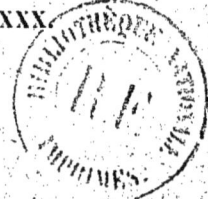

www.ingramcontent.com/pod-product-compliance
Lightning Source LLC
Chambersburg PA
CBHW050542210326
41520CB00012B/2685